AF318204

DE LA

NATURE DE LA PLEURÉSIE

PAR

Le Dr KELSCH

Médecin principal de 1re classe
Professeur à l'école d'application du Val-de-Grâce.

La pleurésie est une affection commune à tous les âges et à toutes les conditions sociales.

Mais par sa fréquence dans l'armée, elle s'est de tout temps imposée aux préoccupations des médecins militaires, tant au point de vue de la pathologie pure qu'à celui de la cause, qui est décisive pour le pronostic et pour les conséquences médico-légales que peut comporter chaque cas.

Nous avons publié en 1886, mon collègue M. Vaillard et moi, une étude étendue sur la nature de la pleurésie, étude fondée sur un certain nombre de faits personnels, et sur l'analyse de plus de trois cents autres, épars dans la littérature médicale.

Les idées que nous avons soutenues alors sur la signification de la pleurésie vulgaire ont été attaquées immédiatement après la publication de notre travail. Mais depuis cette époque, elles ont fait leur chemin; elles ont été prises en considération par tous nos collègues, elles ont même reçu l'assentiment d'un des maîtres les plus autorisés de l'Allemagne, du professeur Fraenkel. Et si quelques réserves sont encore formulées, notamment par ce dernier, cela tient moins à une erreur d'interprétation de notre part, qu'à ce que notre pensée ne s'est peut-être pas clairement dégagée de notre travail, car on nous a

(1) Cette note devait être lue au Congrès de Berlin. Elle n'a pu l'être par suite de circonstances indépendantes de ma volonté.

prêté des opinions excessives qui sont bien loin de notre esprit.

C'est ce qui m'a déterminé à reprendre le sujet et à formuler cette fois avec plus de précision les conclusions qu'à notre point de vue il comporte.

Qu'il me soit permis de poser tout d'abord la question.

De tout temps, la pleurésie, à l'instar de la pneumonie, a été considérée comme le type des phlegmasies simples, et rapportée à ce titre à des influences banales parmi lesquelles le jeu des météores tient le premier rang. La pneumonie est à l'heure actuelle affranchie du joug de cette doctrine séculaire : elle est pour tous les médecins une maladie infectieuse vis-à-vis de laquelle le froid exerce sans doute une action pathogène puissante, mais après tout une action toujours secondaire.

Nous avons la conviction qu'il en est de même de la pleurésie ; la spécificité étiologique est le trait saillant de son histoire, comme elle domine celle de la pneumonie, avec cette réserve que là l'étiologie est complexe, variable, tandis qu'ici elle se résume en un agent infectieux unique.

Les séreuses, sans doute à cause de la richesse du réseau lymphatique qui les sillonne, sont des territoires de prédilection pour la localisation des maladies infectieuses. Une arthrite, une péritonite, une fois cliniquement reconnues, entraînent tout aussitôt le médecin vers la recherche de la nature de la phlegmasie. La première est reconnue rhumatismale, goutteuse, gonorrhéique ; la seconde est rapportée à des germes putrides, à la tuberculose. Il n'y a pas de médecins qui fassent intervenir le froid dans la production de ces localisations morbides. Il y en a pourtant encore beaucoup qui parlent de pleurésies simples, qui sous cette dénomination opposent certaines formes attribuées exclusivement aux météores, aux pleurésies véritablement infectieuses.

Dans notre opinion, elles sont toutes infectieuses, mais non pas tuberculeuses, comme on nous l'a fait dire à tort.

Nous avons essayé de l'établir jadis dans le travail précité. Qu'il nous soit permis de reprendre cette démonstration en précisant davantage et en fortifiant nos conclusions par les données nouvelles acquises à ce sujet depuis cette époque.

Nous ne nous arrêterons pas longtemps à marquer la signification des pleurésies dites secondaires. Leur nature ne saurait faire l'objet d'aucun doute. Une simple énumération suffira.

En première ligne se placent les épanchements consécutifs aux affections de l'abdomen. Tantôt ce sont des abcès de l'étage supérieur du péritoine qui perforent le diaphragme et se vident dans la plèvre, périhépatite ou périsplénite suppurée, abcès enkystés déterminés par des ulcères perforés de l'estomac ou du duodénum, collections purulentes résultant de périnéphrites ou de pérityphlites.

Dans ces différents faits, l'inflammation du bas-ventre peut aussi se propager par contiguité ou continuité de la cavité abdominale à la plèvre, sans que le diaphragme soit perforé, soit par les vaisseaux lymphatiques de ce muscle, soit par le tissu cellulaire interposé entre ses digitations. A ce titre une pleurésie simple ou double s'associe fréquemment à la péritonite diffuse aiguë.

Quel que soit le mode de propagation, la plèvre s'enflamme toujours au contact des germes saprogènes, matières septiques qui de l'abdomen pénètrent dans sa cavité.

En deuxième ligne viennent les états septicémiques généraux. Ils se compliquent souvent de pleurésies dues aux agents pathogènes déposés dans la plèvre par la circulation sanguine et lymphatique ou par les infarctus pulmonaires sous-pleuraux, produits eux-mêmes par des embolies originaires de foyers septiques.

En troisième lieu, nous mentionnerons les pleurésies méta-pneumoniques sur lesquelles les recherches bactériologiques récentes ont jeté une si vive lumière, et qui par leurs caractères cliniques s'opposent d'une façon si saisissante aux pleurésies ordinaires.

Personne ensuite ne méconnaîtra la véritable nature de ces épanchements qui se développent brusquement au cours du rhumatisme aigu, se métastasent avec les arthropathies, et prennent en général les allures fugaces des phlegmasies rhumatismales : ils ont avec la maladie générale la même relation que l'endopéricardite, et méritent justement la qualification de pleurésies rhumatismales sous laquelle ils sont décrits.

Non moins connues enfin, sont les pleurésies cancéreuses, faciles à reconnaître, non seulement par la nature hémorrhagique du liquide, mais encore par les agrégats de grandes cellules graisseuses à vacuoles que l'examen histologique y découvre (*Ehrlich. Centr. bl. für die med.*

Wissensch., 1882, p. 919; *Unverricht. Ibid.*, 1882, p. 463) ou par les nodules indurés qui se développent parfois au lieu de la ponction (Purjetz, *Ibid.*, 1883, p. 750).

L'histoire de ces pleurésies secondaires se perd dans celle des maladies générales qui les font naître. Elles ne méritent pas de fixer notre attention, car elles ne sont pas en cause, nous ne visons ici que les pleurésies proto-pathiques, dont la nosographie est encore en grande partie à faire.

Par l'intérêt de leur histoire clinique, ces dernières se sont de tout temps imposées aux préoccupations du médecin en général. Par leur fréquence dans l'armée, et leurs suites possibles, elles se recommandent tout spécialement à l'attention des médecins militaires. Nous la comptons depuis de longues années parmi nos sujets d'étude de prédilection; et de tout temps dans notre enseignement nous en avons proclamé la spécificité étiologique.

Ce qui a tout d'abord fixé notre attention, c'est l'indépendance relative de cette pleurésie vulgaire à l'égard des influences météoriques.

Sans doute, il n'est guère de malades qui ne rapportent leur affection à un coup de froid, et cette étiologie banale a suffi au médecin lui-même pendant de longs siècles. On ne peut, il est vrai, méconnaître que la pleurésie, comme la pneumonie, se développe souvent à la suite d'un refroidissement; il n'est jamais venu à la pensée de personne de nier le rôle de ce dernier, il s'agit seulement de préciser son mode d'action. Or, nous avons la conviction qu'il ne peut pas lui seul produire la phlegmasie de la plèvre, pas plus qu'il ne suffit à déterminer la pneumonie.

D'ailleurs, si cette cause peut être mise en avant pour une pleurésie qui surprend un individu exposé aux vicissitudes des météores, elle n'est plus de mise à l'égard des récidives très fréquentes qui surviennent au cours du traitement ou pendant la convalescence d'une première atteinte contraignant le malade à garder le lit ou la chambre.

Mais la marche annuelle de la pleurésie est particulièrement instructive à cet égard. Cette maladie ne présente point les poussées épidémiques de la bronchite, de l'angine, de la pneumonie. Sa répartition entre les différents mois de l'année est beaucoup plus égale que celle de ces dernières affections. Son tracé annuel, dans l'armée française, comme dans l'armée prussienne, est un peu plus élevé dans les six premiers mois de l'année que dans les six derniers. Mais la différence entre les deux périodes est loin d'être comparable à celle que comportent sous ce rapport la pneumonie, l'angine, la bronchite. Ces affections augmentent d'une manière constante à partir du mois d'octobre jusqu'en avril, qui marque leur fastigium toujours très élevé, pour retomber ensuite assez brusquement et affleurer la ligne 0 pendant les mois chauds.

De toutes les maladies rapportées aux vicissitudes atmosphériques, la pleurésie est certainement celle qui se subordonne le moins à leur influence. Il y a donc autre chose encore dans son étiologie que le refroidissement.

Tournons-nous maintenant vers la clinique. Ses enseignements ne sont pas moins précieux ; elle nous montre combien, dans le plus grand nombre de cas, la pleurésie s'écarte des allures d'une affection purement phlegmasique, par son mode de début, sa marche, quelques-uns de ses symptômes, sa durée et sa terminaison.

Tantôt le début, ou l'évolution tout entière est insidieuse, presque latente; d'autres fois les symptômes locaux et généraux sont bien ceux d'une phlegmasie aiguë; mais la fièvre, par sa marche rémittente, sa ténacité, rappelle en tous points la fièvre tuberculeuse ; l'épanchement, par ses recrudescences, ses tendances aux récidives, donne l'image des poussées granuliques vers le poumon. Le malade s'anémie, maigrit, et quand enfin il se relève, il est pâle, alangui, impropre au service, pour le moment, quelquefois pour toujours.

L'anatomie pathologique nous a révélé le secret de ces allures. Sur 18 autopsies de pleurésie primitive, sans affection tuberculeuse concomitante ailleurs, que nous avons eu l'occasion de pratiquer dans ces dernières années, M. Vaillard et moi, l'analyse histologique a démontré dans chaque cas la nature tuberculeuse de la phlegmasie pleurale. Huit fois, il s'agissait de pleurésie séreuse simple, en apparence bénigne, en voie de guérison ou déjà guéries, qui, si la mort n'avait eu lieu, déterminée par la syncope ou par une maladie intercurrente, eussent certainement été tenues pour banales. Il importe de noter que plusieurs de ces sujets étaient vigoureux, sans tare tuberculeuse apparente. La simplicité d'évolution, la bénignité des symptômes, la durée relativement courte, et finalement la guérison avec retour à une excellente santé, ne sont pas des arguments à faire valoir contre la spécificité tuberculeuse de cette affection.

Il demeure donc établi qu'un grand nombre de nos pleurésies vulgaires primitives sont de nature tuberculeuse. Mais elles ne le sont pas toutes; nous avons eu soin de formuler à ce sujet, dans notre travail de 1887, des réserves qui n'ont pas été suffisamment remarquées.

Insistons cette fois davantage.

Dans son remarquable mémoire, communiqué récemment à la Société médicale des hôpitaux de Paris (*Utilité des recherches bactériologiques pour le pronostic et le traitement des pleurésies purulentes*, Netter, séance du 16 mai 1890), M. Netter, se basant sur l'analyse bactériologique de 110 faits, estime que les trois quarts des pleurésies purulentes sont à rapporter aux pneumocoques (32) et aux streptocoques (51), et que les autres se répartissent entre le bacille de Koch (12) et les organismes saprogènes (15) (pleurésies putrides, fétides).

La clinique, d'ailleurs, a depuis longtemps entrevu cette distinction, en séparant des pleurésies suppurées à longue durée, véritables abcès froids de la plèvre, les empyèmes à évolution plus rapide, les uns bénins, d'une curation facile, associés ou non à la pneumonie (métapneumoniques), les autres plus sévères, plus rebelles à la thérapeutique, s'accompagnant de symptômes généraux qui les ont fait placer à côté du phlegmon et de l'érysipèle; assimilation justifiée par les recherches bactériologiques, puisqu'ils sont dus le plus souvent aux streptocoques, exceptionnellement aux staphylocoques ou au bacille de Friedländer. On sait combien ont été fréquents ces divers empyèmes non tuberculeux dans la dernière épidémie de grippe.

Or, de pareilles distinctions doivent être introduites également dans les pleurésies séreuses.

L'analyse symptomatique que nous avons ébauchée plus haut ne s'applique pas à toutes les pleurésies simples ou séro-fibrineuses.

En comparant entre elles nos observations, nous en avons relevé quelques-unes qui s'opposent au plus grand nombre par la courte durée du processus, l'exiguité des troubles généraux, le retour rapide de tous les attributs de la santé après une courte convalescence. La différence entre les deux groupes est saisissante. Peut-être y a-t-il encore des tuberculoses pleurales parmi ces cas bénins; ne sait-on pas combien sont parfois légères et fugaces les poussées congestives tuberculeuses qui s'effectuent vers les poumons? Mais nous croyons qu'ils sont la plupart susceptibles d'une autre interprétation.

Par leurs allures rapides et bénignes, leur peu de retentissement sur l'état général, leur terminaison toujours heureuse, ces phlegmasies rappellent trait pour trait les pleurésies métapneumoniques. Et de fait, il est établi que celles-ci peuvent se produire d'emblée, ou succéder à un acte congestif du poumon tellement fugace, qu'il a grande chance de passer inaperçu; et que d'autre part l'exsudat est indifféremmènt purulent ou simplement séreux ou séro-fibrineux. C'est ainsi que Bonome trouva dans l'épanchement pleural d'un individu mort de méningite cérébro-spinale compliquée de pleurésie séro-fibrineuse, un micro-organisme morphologiquement très semblable au pneumocoque de Frænkel. D'autre part, Serafini, ayant inoculé au lapin l'exsudat séreux d'un sujet atteint de pleurésie double primitive, sans pneumonie, vit se développer chez l'animal la septicémie caractéristique, et obtint par l'ensemencement de son sang des cultures typique du pneumocoque lancéolé.

Ce sont là des contributions précieuses à l'étiologie de la pleurésie aiguë primitive. Elles autorisent à exprimer l'opinion —sous la réserve bien entendu de la vérification bactériologique — que certaines formes à évolution rapide et à terminaison heureuse doivent être imputées au pneumocoque, et considérées comme de véritables pleurésies séreuses métapneumoniques, sans pneumonie.

Nous disons certaines formes, car d'autres agents phlogogènes que le pneumocoque, vivant à côté de lui dans la bouche, le pharynx, le nez, peuvent s'introduire dans les voies aériennes et échouer dans le système lymphatique pleural à la faveur de lésions pulmonaires préalables qui ont passé inaperçues, ou même sans le concours de celles-ci, s'il faut en croire les expériences de Fleiner et de Buchner, Ce n'est pas une vue de l'esprit : Von Besser a démontré l'existence dans les voies aériennes, à l'état normal, du streptocoque pyogéne, du staphylocoque doré, du micro-organisme de Frænkel et de Friedlænder. On peut se figurer d'ailleurs combien sont grandes ces chances d'infection de la plèvre, si l'on se rappelle que l'air se débarrasse de presque tous ses germes dans le poumon, comme il se dépouille en partie de ses poussières organiques ou minérales. L'histologie a depuis longtemps démontré la présence de celles-ci dans le réseau lympha-

tique superficiel et profond du poumon ; il est à présumer
que ce réseau est également accessible aux poussières
animées. Nous savons qu'à l'état normal, celles-ci tendent
à traverser l'épithélium pulmonaire intact, mais qu'elles
sont saisies, absorbées, et détruites dans ce passage par
les cellules lymphatiques qui émigrent de la couche
sous-muqueuse vers la surface. Mais diverses causes,
parmi lesquelles le froid est certainement une des plus
efficaces, peuvent entraver les actes de ce phagocytisme
normal et favoriser le passage. Par conséquent la plèvre,
comme les amygdales, comme les bronches, est exposée
à s'enflammer au contact des agents phlogogènes qui
l'envahissent, lorsque des causes accidentelles exaltent
l'énergie de ces derniers ou troublent les actes qui assu ·
rent la protection du terrain.

Nous estimons que certaines pleurites légères, avec ou
sans épanchement, rapportées sommairement au coup de
froid, reconnaissent une semblable pathogenèse. Dans
quatre cas de ce genre observés récemment, nous avons
fait des essais de culture dans du bouillon avec le liquide
extrait aseptiquement de la plèvre par la seringue de
Pravaz. Les bouillons sont restés limpides. Garré et
Kracht n'ont pas été plus heureux dans des tentatives
semblables. Mais le premier de ces observateurs fait
remarquer avec Guttmann que l'absence des microorga-
nismes phlogogènes dans les transsudats n'implique pas
leur absence dans les séreuses qui ont fourni ces derniers. Ces insuccès ne témoignent pas contre la spécificité
de la cause de la pleurite. Ne sait-on pas que d'ordinaire
la sérosité de la pleurésie ou de l'ascite tuberculeuse ne
donne rien, ni par les cultures, ni par l'inoculation ?

Au reste, le streptocoque aurait été trouvé dans des
épanchements séreux par MM. Frænkel et Wechselbaum.
On a dit, il est vrai, que sa présence dans ces cas serait secondaire, serait l'indice d'une suppuration prochaine. Mais
n'est-il pas plus rationnel d'y voir la cause et non l'effet
de la phlogose, à laquelle il donnerait suivant son degré
de virulence le caractère séreux ou purulent ? Les micro-
organismes pyogènes peuvent ne produire que des
phlegmasies catarrhales ou séreuses, quand ils n'agissent
pas avec toute leur puissance pathogène. La suppuration
n'est pas un processus *sui generis*, une réaction spécifique
des tissus contre une cause spécifique elle-même, mais
un simple degré dans l'échelle des lésions inflammatoi-
res. (Grawitz,) La pleurésie séreuse serait ici à l'em-

pyème ce que l'angine catarrhale est à la phlegmoneuse, ce que l'érysipèle simple est à celui qui suppure. Une thorencentèse pratiquée aseptiquement cet hiver dans le service de mon collègue, M. le professeur agrégé Duponchel, fournit une sérosité limpide dans laquelle M. Vaillard découvrit une culture abondante et pure de streptocoques pyogènes. La pleurésie guérit sans passer à la purulence. Ce fait n'est-il pas confirmatif de notre interprétation ?

Celle-ci, dans tous les cas, ferait comprendre la fréquence des pleurésies séreuses et purulentes dans les épidémies de grippe, notamment dans la dernière, où le streptocoque a joué un rôle pathogène de premier ordre, au point qu'il a pu être soupçonné de représenter le parasite de cette affection. Peut-être ces poussées de pleurésies, véritables petites épidémies qui surviennent de temps à autre parmi nos soldats en même temps que des cas plus ou moins nombreux de grippe ou de pneumonie, sont-elles à attribuer en partie au streptocoque ou au pneumocoque.

Voilà déjà bien des causes de pleurésie. Il est probable cependant que nous ne les avons pas épuisées toutes. M. le prof. Potain, dans une de ses récentes cliniques (Clin. Charité. *Semaine médic.*,1890, n° 6, p. 41), a signalé des épanchements pleurétiques fugaces, mobiles, chez les goutteux, et M. Chantemesse a vu se produire dans deux cas de syphilis secondaire la pleurésie, se montrant avec la roséole et disparaissant avec elle sous l'influence du traitement antisyphilitique.

En vérité, il n'y a point de pleurésie simple à opposer aux spécifiques ou infectieuses. Toutes comportent d'emblée ce caractère. Les recherches dont cette affection a été l'objet dans ces dernières années conduisent lentement, mais sûrement à cette conclusion.

C'est la tuberculose qui tout d'abord revendique la plus grande partie des pleurites dites simples ou vulgaires. Celles qui lui sont étrangères sont à répartir entre les maladies générales, le rhumatisme, la goutte, la syphilis, le cancer, et les infections locales produites par les nombreux agents phlogogènes qui vivent dans la bouche ou les bronches, pneumocoques, streptocoques, staphylocoques, etc.

Cette interprétation seule fait comprendre non seulement les variations si profondes que présente la pleurésie dans sa marche, sa gravité, sa durée, sa terminaison, sa résistance aux moyens thérapeutiques, mais encore d'autres particularités, moins souvent relevées dans son histoire, et pourtant dignes d'être méditées. Telle est par exemple la différence dans la fréquence respective de la pleurésie et de la péritonite primitive. Le péritoine est aussi exposé au froid que la plèvre. Pourquoi l'un s'enflamme-t-il si rarement et l'autre si souvent ? Ne serait-ce point parce que l'invasion de la plèvre et du péritoine par les agents phlogogènes qui se rencontrent normalement dans les voies aériennes et l'intestin se fait plus facilement pour la première que pour le second ? Ici, non seulement la barrière à franchir est plus résistante que là, mais les germes subissent encore de la part des sécrétions une action chimique qui anéantit leurs propriétés pathogènes.

Que si l'on nous demande ensuite pourquoi la pleurésie est si fréquente dans l'adolescence, chez les jeunes soldats notamment, nous répondons qu'à cet âge, l'accroissement rapide du périmètre et des organes thoraciques créé pour ces derniers une véritable imminence morbide qui les rend plus vulnérables aux agents pathogènes, notamment de ceux de la tuberculose, de même que la suractivité nutritive qui précède l'achèvement de l'ossification prédispose à l'ostéite épiphysaire tuberculeuse ou autre.

Nous n'insisterons pas davantage. La pensée qui inspire ces considérations est que le mot de pleurésie ne saurait suffire au clinicien.

Depuis bien longtemps, ainsi qu'en témoignent nos écrits et notre enseignement, nous sommes pénétré de la nécessité de compléter ce diagnostic purement anatomique par la détermination de la nature du processus dans chaque cas, qu'il s'agisse d'une pleurésie séreuse ou d'une pleurésie suppurée, le diagnostic nosographique pouvant seul nous fournir les éléments d'un traitement et d'un pronostic rationnels.

Dans l'armée, où la question de l'aptitude ultérieure de l'homme au service vient toujours s'ajouter aux préoccupations purement médicales, ce point prend une importance toute particulière.

Si en effet les pleurésies tuberculeuses doivent entraîner dans la majorité des cas l'élimination de l'homme des rangs, il n'en est plus de même, bien entendu, de celles qui, déterminées par les agents phlogogènes vulgaires, ne portent pas une atteinte aussi profonde à

l'état des forces, et ne compromettent en aucune façon
l'avenir, après leur résolution.

La clinique, réduite à ses seules ressources, est trop
souvent impuissante à pénétrer la nature des phlegmasies
pleurales. Dans beaucoup de cas, elle n'arrivera au diagnostic étiologique qu'à l'aide des données fournies par
la bactériologie.

Celle-ci devra toujours intervenir ici comme dans la
détermination spécifique des angines. Les résultats qui
en ont déjà été obtenus en France par M. Netter, en Allemagne par M. Fraenkel, ceux enfin qui ont été fournis
à la clinique par notre habile collègue M. Vaillard,
donnent la mesure des services qu'elle est appelée à rendre et qu'elle seule peut rendre dans ce domaine de la
pathologie.

Paris. — Imp. des Arts et Manufactures 12, rue Paul-Lelong. — M. Barnagaud

9 782019 277079